L'alimentation des personnes détenues

Questions alimentaires et gastronomiques
Collection dirigée par Kilien Stengel,
ancien professionnel des secteurs alimentation et gastronomie,
enseignant et chercheur de l'université de Tours
spécialisé sur le fait culinaire et œnologique

Cette collection d'ouvrages culturels, économiques, historiques, sociologiques, anthropologiques, ou techniques, contribue aux progrès de la recherche et de la réflexion sur les cultures alimentaires et gastronomiques. Ouverte sur le monde, elle permet de mieux comprendre les rapports entre l'homme et son alimentation. Ici, il n'est pas seulement question de cuisine, on se positionne à la frontière de ce qui rapproche ou sépare l'alimentation de la gastronomie, les représentations du bon et du bien-manger, le patrimoine et l'authenticité, le terroir et les identités alimentaires. Autant d'imaginaires qui hantent nos assiettes, comme nos verres.

Dernières parutions

Belkacem Benounnane AOMAR, *L'Agriculture algérienne. Histoire et perspectives innovantes*, 2025.
Kilien STENGEL, *Le mythe de la gastronomie. Une nourriture de l'esprit*, 2025
Kilien STENGEL, *Manger, c'est penser. Une philosophie de l'alimentation*, 2025
Nato MAMUKASHVILI, *Les climats de Bourgogne et la méthode de vinification en Géorgie. Entre terroirs et traditions*, 2025.
Sélénie RIMAUD, *L'insecte, un aliment en débat. L'entomophagie en Europe : enjeux culturels et institutionnels*, 2025.
Thomas-Frank BANCÉ, *La nouvelle société sucrière de la COMOÉ au Burkina Faso. Un patrimoine industriel à valoriser*, 2025.
Olivier BORNEUF, *Le temps d'un vin*, 2025.

Madeleine Kullmann

L'alimentation des personnes détenues

Outil de contrôle et de résistance

L'Harmattan

5-7, rue de l'École-Polytechnique - 75005 Paris

www.editions-harmattan.fr

ISBN : 978-2-336-54123-5
EAN : 9782336541235

INTRODUCTION

« Je me souviens d'avoir rêvé à une tartine de saumon. C'était pas un manque, c'était un rêve. C'est pas la même chose. Ce qui me manquait vraiment, c'était de m'attabler avec des amis. On mange seul en cellule ». Par ces mots, un ancien détenu exprime ce que beaucoup ressentent en détention : un éloignement, un déchirement et un isolement, qui se manifestent notamment à travers l'alimentation.

Perçue comme la « part d'ombre de la démocratie »[1], la prison est l'objet de multiples fantasmes. Si dans la célèbre série *Orange Is the New Black*, les repas sont pris en collectivité sur de grandes tables où les détenues rient, partagent et se bagarrent, la réalité en est bien éloignée. En France, les personnes incarcérées mangent seules en cellule, excepté si elles sont plusieurs en raison de la surpopulation carcérale[2].

La nourriture est au centre des interactions humaines, et plus généralement de nos vies. Petit-déjeuner, déjeuner, dîner structurent notre quotidien, et davantage encore celui de celles et ceux qui passent leur temps derrière les barreaux. Manger en prison, c'est avoir la possibilité de « s'évader » le temps d'un repas, de se rappeler des souvenirs du dehors, de choisir (si l'on veut un repas

---

[1] Philippe Combessie, *Sociologie de la prison,* Paris : La Découverte, 2009, p. 110.

[2] 79 300 personnes détenues au premier janvier 2025 selon le ministère de la Justice.

végétarien ou carné), d'échanger avec son codétenu ou un surveillant sur le plat du jour. C'est aussi recevoir un repas sans goût et sans odeur, ne pas pouvoir cantiner[1] parce qu'on n'en a pas les moyens, se faire voler ce qu'on a cantiné, ne pas manger ou jeter son repas par la fenêtre pour protester, avoir faim, maigrir parce qu'on ne veut plus manger ou grossir parce qu'on y trouve une échappatoire.

Selon la sociologue Audrey Richards « les relations humaines (...) sont déterminées par les besoins nutritionnels (...), la faim forge les sentiments qui lient ensemble les membres d'un groupe social »[2]. Manger a une double fonction[3]. La première est biologique : pour vivre, il faut se nourrir. Sur la pyramide de Maslow, qui représente de façon hiérarchique les besoins humains, il s'agit du plus élémentaire[4]. La seconde est sociale : autour de la nourriture se créent des liens sociaux. Elle a une dimension imaginaire et symbolique[5], et permet aux individus de se définir les uns par rapport aux autres.

L'alimentation répond ainsi à des besoins physiologiques et psychologiques, renvoie à des logiques

---

[1] Acheter des produits alimentaires ou d'hygiène à la cantine, sorte de supermarché en prison.

[2] Audrey Richards, *Hunger and Work in a Savage Tribe*, London: Routledge, 1932.

[3] Claude Fischler, *L'Homnivore : le goût, la cuisine et le corps*, Paris : Odile Jacob, 2001, p. 10.

[4] Abraham Harold Maslow, *Motivation and Personality*, New York : Harper and Row, 1954, p. 12.

[5] Philippe Cardon, Thomas Depecker et Marie Plessz, *Sociologie de l'alimentation*, Paris : Armand Colin, 2019, pp. 43-69.

individuelles et collectives, d'inclusion et d'exclusion. Avant de se demander quelle place elle occupe en détention, il convient de définir ce qu'est la prison.

Selon le sociologue Gilles Chantraine, « Définitivement archaïques et résolument modernes, les prisons forment un pilier central de l'appareil juridico-pénal et de la production de l'ordre public. »[1]. S'il est compliqué de lui donner une finalité précise, la définir est d'autant plus délicat, le monde carcéral étant traversé par de multiples contradictions et paradoxes. C'est à la fois le lieu d'une organisation collective et de peines individuelles, qui cherche à punir en isolant autant qu'à (ré)insérer en maintenant des liens sociaux, à sanctionner tout en réparant — même si cet objectif peine à être atteint, près de 40 % des personnes condamnées en 2019 étant en état de récidive ou de réitération[2].

D'après le sociologue Erving Goffman, il s'agit d'« Un lieu de résidence et de travail où un grand nombre d'individus, placés dans la même situation, coupés du monde extérieur pour une période relativement longue, mènent ensemble une vie recluse »[3]. La prison est ici définie comme une institution totalisante où les personnes enfermées sont réduites à leur identité carcérale — les activités les plus élémentaires, telles que se nourrir, étant contraintes et contraignantes. À travers un dispositif

---

[1] Gilles Chantraine, *Par-delà les murs. Expériences et trajectoires en maison d'arrêt*, Paris : Presses Universitaires de France, 2004, pp. 1-10.

[2] INSEE, *Enquête sur les récidivistes et réitérants*, décembre 2021.

[3] Erving Goffman, *Asylums: Essays on the Social Situation of Mental Patients and Other Inmates*, New York: Anchor Books, 1990, p. 41.

sécuritaire, le corps et l'esprit sont soumis au contrôle et à la discipline, instaurant ainsi un rapport de force entre personnes détenues et représentants de l'administration pénitentiaire : « le personnel tend à élaborer une sorte de théorie de la nature humaine qui rationalise l'activité, offre un moyen subtil de maintenir une certaine distance vis-à-vis des reclus, donne de ces derniers une image stéréotypée et justifie le traitement qui leur est dispensé »[1]. Plus encore, pour le philosophe Michel Foucault, prison rime avec disciplinarisation : le dispositif carcéral contemporain tend à dresser les corps, contraints par l'espace, le temps et les autres. L'entrée en détention marque ainsi un passage et une transformation radicale, celle du dépouillement de son identité et de l'apprentissage d'un nouvel espace[2].

Dès lors, comment les personnes détenues peuvent s'approprier le temps de leur peine, afin de ne pas la subir, mais de l'investir ? Selon la chercheuse Jeanine Chamond, « chaque détenu vit "sa" prison et "sa" peine, la subit et la combat (ou non) à sa manière, invente ou pas ses stratégies d'adaptation et de résistance »[3]. Ici, le terme résistance est appréhendé dans son sens premier, à savoir la « qualité par laquelle un corps résiste à l'action d'un

---

[1] Erving Goffman, *op.cit.*

[2] Michel Foucault, *Surveiller et punir : naissance de la prison,* Paris : Gallimard, 1975, p. 202.

[3] Jeanine Chamond, et al., « La dénaturation carcérale. Pour une psychologie et une phénoménologie du corps en prison », *L'information psychiatrique*, vol. 90, n° 8, 2014, pp. 673-682.

autre corps »[1]. En détention, elle peut être définie comme tout subterfuge utilisé dans le but de contourner et/ou détourner les logiques carcérales. Le corps devient un support d'expression là où la parole est limitée, un lieu de maîtrise dans un espace de dépossession. En travaillant, se formant ou participant à une activité, les personnes détenues luttent contre la routinisation de leur quotidien et la perte d'une identité. En tissant des liens sociaux, en renouant avec des actes du dehors, elles se projettent dans un espace-temps qui leur est propre, voire vers l'après.

L'alimentation est ainsi investie de sens et peut devenir, dans l'institution totalisante qu'est la prison, un instrument de contrôle comme de résistance.

Nous nous demanderons comment, à travers le rapport qu'entretiennent les personnes détenues avec l'alimentation, les logiques de contrôle et de résistance liées à l'enfermement carcéral sont mises en lumière, s'exercent et s'entrechoquent dans les prisons françaises. Ce questionnement est inspiré des recherches menées par le sociologue Salvador Jimenez Murguía, dans *Food as a Mechanism of Control and Resistance in Jails and Prisons: Diets of Disrepute*, paru en 2018 aux États-Unis. Il y analyse comment les logiques de contrôle et de résistance

---

[1] Charles Samaran, « Mahieu le Vilain. Les Metheores d'Aristote. Traduction du XIIIe siècle, publiée pour la première fois par Rolf Edgren. Upsal, Almquist et Wiksells, 1945. », *Bibliothèque de l'École des chartes*, 106(2), 1946, pp. 376-77.

qui traversent le système pénitentiaire états-unien se reflètent dans l'alimentation des personnes détenues[1].

La première partie fera l'objet d'une brève analyse de l'organisation et de la gestion de l'alimentation dans les prisons françaises, avec pour ambition d'identifier les principales problématiques rencontrées et la place qu'occupe le temps du repas et de sa préparation dans le quotidien des personnes détenues.

La seconde partie fera l'objet d'une analyse des différentes logiques de punition, de distinction et de contrôle inhérentes à la prison, qui convergent vers la question de l'alimentation, de sa qualité et de sa quantité.

La dernière partie fera l'objet d'une étude de l'utilisation de l'alimentation par les personnes détenues, pour contourner et s'opposer à l'enfermement carcéral, ainsi que pour se (ré)insérer.

---

[1] Salvador Jimenez Murguía, *Food as a Mechanism of Control and Resistance in Jails and Prisons: Diets of Disrepute*, Lanham: Lexington Books, 2018, p. 26.

CHAPITRE I — MANGER

1. CE QUE DIT LA LOI

En détention, l'alimentation des personnes détenues, de même que leur vie quotidienne, est régie par une organisation précise, encadrée par la loi et délimitée par des contraintes sécuritaires, matérielles et budgétaires.

1.1 L'administration pénitentiaire

L'administration pénitentiaire doit assurer aux personnes détenues « un hébergement, un accès à l'hygiène, une alimentation et une cohabitation propices à la prévention des affections physiologiques ou psychologiques »[1], en veillant à leur garantir « une alimentation variée, bien préparée et présentée, répondant tant en ce qui concerne la qualité que la quantité aux règles de la diététique et de l'hygiène », en tenant compte de l'âge, l'état de santé, la nature du travail et, dans la mesure du possible, des convictions philosophiques ou religieuses. Des ajustements sont nécessaires pour les malades, allergiques ou intolérants à certains aliments, qui doivent pouvoir bénéficier « du régime alimentaire qui leur est médicalement prescrit »[2].

L'administration pénitentiaire est garante du respect de ces normes et contraintes. Elle doit établir un cahier des

---

[1] Article 46 de la loi n° 2009-1436 du 24 novembre 2009, Pénitentiaire (1), *Journal officiel*, 25 novembre 2009.

[2] Article R323-1 du Code pénitentiaire, *Journal officiel*, 1 mai 2022.

charges national, fixant la composition des régimes alimentaires proposés en détention[1].

1.2 La composition des repas

Pour le petit-déjeuner, plusieurs boissons et produits sont à choisir sur un formulaire papier que les personnes détenues doivent remplir en cochant des cases, pour l'ensemble de la semaine. Il est distribué de façon hebdomadaire.

« Sont distribués des sachets de biscottes, de thés ou de café. » Une membre du bureau de la Contrôleure Générale des lieux de privation et de liberté (CGLPL)

Pour le déjeuner et le dîner, l'administration pénitentiaire propose deux régimes alimentaires, un standard et un végétarien. S'y ajoutent des régimes spéciaux, prescrits pour des raisons médicales, par des médecins de l'Unité sanitaire en milieu pénitentiaire (USMP).

« Les repas servis en détention s'inscrivent dans une cuisine extrêmement collective, dans laquelle on essaye de ne pas multiplier les régimes… même si tout le monde n'a pas les mêmes besoins. » Une membre du CGLPL

À ces deux principaux régimes s'en ajoutent d'autres, qui répondent à des besoins nutritionnels spécifiques et/ou

---

[1] Observatoire international des prisons (OIP), *Le guide du prisonnier*, La Découverte : Paris, p. 194.

médicaux. Les premiers sont à destination des mineurs — qui « ont droit à une collation supplémentaire, un goûter » et reçoivent ainsi « un peu plus de calories » selon une membre du CGLPL —, des femmes enceintes, allaitantes, des enfants en bas âge ou des personnes âgées[1]. Les seconds sont à destination des personnes détenues sujettes à des allergies ou ne pouvant pas manger certains aliments pour raisons médicales. Afin de bénéficier d'un tel régime, elles doivent présenter un certificat médical après avoir été examinées par un médecin de l'USMP.

À titre d'exemple, au Centre de détention de Villenauxe-la-Grande, sur les 346 détenus incarcérés, vingt-sept avaient un régime alimentaire qui différait du « standard » (soit 6, 58 %) dont des diabétiques, sans-poisson, sans porc ni poisson, standards avec un régime spécifique, végétariens avec un régime spécifique, et sans-porc avec un régime spécifique. Ce processus repose sur la confiance puisqu'il est fondé sur une déclaration de la personne détenue. Or, certaines abusent de ce système en expliquant qu'elles sont allergiques à un aliment, alors qu'il s'agit d'une question de goûts[2].

1.3 La gestion publique, la gestion privée

En France, il existe différents types d'établissements pénitentiaires et différentes façons de les gérer.

---

[1] Article D. 354, D. 361 et D. 369 du Code de procédure pénale, *Journal officiel*, 2 avril 2025.
[2] Propos recueillis lors de mes visites en centres de détention et en maisons d'arrêt.

« Le service public pénitentiaire est assuré par l'administration pénitentiaire, sous l'autorité du garde des Sceaux, ministre de la Justice, avec le concours des autres services de l'État, des collectivités territoriales, des associations et d'autres personnes publiques ou privées » d'après la loi[1]. L'alimentation des personnes détenues peut être gérée par l'État, on parle de gestion publique, ou par un organisme privé, auquel l'État délègue cette responsabilité, on parle de gestion privée ou déléguée.

Dans ce dernier cas, la gestion de l'alimentation est confiée à des sociétés privées (Sodexo Justice Service, Délisaveurs, Eurest Compass et Elior Avenance[2]) qui signent un contrat avec l'État pour une durée déterminée. Elles sont titulaires d'un marché et doivent répondre à un cahier des charges précis. Les menus sont élaborés à partir de directives nationales puis validés par les établissements pénitentiaires, et doivent respecter une qualité nutritionnelle ainsi qu'un prix cible, défini par journée et par personne détenue[3]. Si le prestataire privé ne remplit pas les conditions fixées par le cahier des charges, il se voit appliquer des pénalités.

Les repas sont préparés et distribués par des personnes détenues, encadrées par le personnel employé par la société et les surveillants. Certaines prisons ne disposent

---

[1] Article 3 de la loi n° 2009-1436 du 24 novembre 2009 pénitentiaire (1), *Journal officiel*, 25 novembre 2009.
[2] Observatoire international des prisons (OIP), *op. cit.*, p. 194.
[3] Eric Briat, *L'alimentation en milieu carcéral*, Paris : Conseil National de l'Alimentation, 2011, avis n° 71.

pas de cuisine et se font livrer ces repas par l'établissement pénitentiaire le plus proche.

2. LA CHAÎNE ALIMENTAIRE

En prison, l'alimentation requiert une organisation complexe et précise. La façon dont sont pensés, préparés, distribués et pris les repas tient compte des difficultés à résoudre pour atteindre des objectifs de qualité et de quantité.

2.1 Penser le repas

Les repas des personnes détenues sont élaborés et pensés par des nutritionnistes, afin de respecter des normes nutritionnelles nationales.

« Les menus sont fixés par un nutritionniste qui évalue, pour chaque plat, le taux de protéines, lipides et glucides. C'est une obligation. » Une membre du CGLPL

En prison, les politiques nutritionnistes ne sont que très récentes. Un groupe de travail, le Groupement d'Étude des Marchés en Restauration Collective et de Nutrition (GEMRCN), avait été formé en 1999 afin de réfléchir à la place de la nutrition dans la restauration collective et d'en donner les orientations. Mais il a été dissous il y a quelques années. C'est désormais le Conseil National de la Restauration Collective (CNRC) qui est chargé d'établir les orientations nutritionnelles à travers l'organisation de groupes de travail. Il regroupe l'ensemble des acteurs de la restauration collective : les représentants des grands groupes, de la société civile et des convives, les producteurs agricoles, les transformateurs et distributeurs, les opérateurs de l'État et des collectivités, les représentants des associations expertes en nutrition et des établissements publics du secteur de la santé et de l'État.

« À la dernière réunion [du CNRC], étaient présents : le réseau Agores, la confédération nationale du commerce Franceagrimer, la coopération agricole, la chambre d'agriculture, un représentant de la DRAAF, un représentant des collectivités territoriales, l'association des maires de France… Ils se réunissent pour discuter des problématiques et définir des chantiers à mettre en œuvre. » Un responsable du Programme National pour l'Alimentation

Les prescriptions nutritionnelles doivent tenir compte des lois en vigueur. C'est le cas de la loi EGalim du 30 octobre 2018, qui fixe les objectifs d'une transition alimentaire de la restauration collective — les restaurants de prison y sont ainsi soumis. Ils doivent fournir 50 % de produits durables et de qualité, dont 20 % de produits bio[1] et renseigner l'origine de leurs produits sur le site « ma cantine ». En 2022, 178 restaurants de prison étaient inscrits sur cette plateforme, un seul renseignait l'origine de ses produits. En 2024, huit indiquaient l'origine de leurs produits, mais aucun n'avait atteint l'objectif EGAlim.

---

[1] Article 24 de la loi n° 2018-938 du 30 octobre 2018 relative à l'alimentation, dite Loi EGAlim, *Journal officiel*, 31 octobre 2018.

Les repas servis par l'administration pénitentiaire doivent respecter des prescriptions nutritionnelles, de qualité et de durabilité, qui peuvent apparaître comme déconnectées des besoins réels des personnes et des contraintes budgétaires et logistiques auxquelles doivent faire face les restaurants de prison.

2.2 Préparer le repas

Si toutes les prisons ne disposent pas d'une cuisine, elles doivent pouvoir conserver dans une chambre froide les plats livrés et les réchauffer, avant de les servir.

Les repas sont préparés par les « popotiers », terme employé pour désigner les personnes détenues affectées au service général de la cuisine. Elles sont entre deux et une trentaine, selon la taille de l'établissement, accompagnées par un ou plusieurs chefs de cuisine et par un ou plusieurs surveillants, et sont chargées de l'ensemble des tâches ayant trait à la cuisine : de l'élaboration des menus à la préparation des repas, en passant par la gestion des stocks et la plonge[1].

Pendant la préparation des repas, une organisation et des règles doivent être respectées, tant en ce qui concerne la sécurité que l'hygiène. Une attention particulière est accordée au matériel de cuisine. Un ancien responsable expliquait qu'à l'époque où il encadrait des personnes détenues, la boîte à couteaux, fixée au mur, comportait des

---

[1] Collectif La Brêche, *Un peu de bon sens, que diable ! Notes sur l'enfermement sensoriel*, Paris : Niet, 2022, p. 51.

compartiments noirs tandis que la lame des couteaux était blanche. Cela lui permettait de voir, en un coup d'œil, s'il en manquait.

2.3 Servir le repas

Le repas (la gamelle) est servi par des personnes détenues, les auxiliaires (les gamelleurs), employées par l'administration pénitentiaire [1]. Elles contrôlent chaque chariot sur lequel se trouvent les plats des personnes qu'elles vont servir.

Auparavant, les repas étaient servis dans des barquettes individuelles en plastique.

« [Les repas servis en barquettes avaient un avantage :] tout le monde avait la même quantité ; mais ils avaient un inconvénient gustatif : certains étaient distribués dans des chariots, réchauffés à la vapeur, et finissaient pas être détrempés. Quel que soit l'effort mis dans la qualité du repas, en arrivant en cellule, il était beaucoup moins bon qu'initialement. » Une membre du CGLPL

Après de nombreuses plaintes et compte tenu du problème de gestion des déchets que posaient les barquettes, il a été décidé de revenir à un système de service à la louche. Les auxiliaires de prison se déplacent désormais avec des chariots chauffants sur lesquels sont placés des bacs gastro et servent les repas dans des

---

[1] Collectif La Brêche, *op. cit.*, p. 51.

assiettes individuelles — excepté pour les personnes ayant un régime spécial, servies en barquettes.

Le service à la louche pose un autre problème : celui de l'« inégalité de distribution [car il est] plus approximatif, moins calibré » selon une membre du CGLPL. Certains peuvent avoir l'impression d'avoir été moins servis que d'autres — une plainte plus facile à formuler et plus difficile à contester que lorsque les repas étaient servis en barquettes.

En détention, le respect des horaires est un enjeu, la prise des repas structurant le quotidien. « Le régime alimentaire comporte trois distributions par jour. Les deux principaux repas sont espacés d'au moins six heures » d'après la loi [1]. Cependant, les horaires auxquels sont distribués les repas varient d'une prison à l'autre. D'une part, en raison de contraintes structurelles : les repas, préparés en avance et réchauffés, sont servis plus ou moins chauds selon l'ordre de distribution, et, d'autre part, en raison de contraintes organisationnelles : les surveillants étant moins nombreux le soir, la distribution se fait souvent avant que l'équipe de jour ne s'en aille.

« En général, l'itinéraire est toujours le même : les plus proches sont servis en premier (…). Le soir, les horaires sont un enjeu. Les équipes de nuit, en nombre réduit par rapport à celles de jour, ne peuvent pas distribuer les repas.

---

[1] Article 9 du Code de procédure pénale, *Journal officiel*, 27 février 2017.

Le service de nuit commençant aux alentours de 18h, le dîner est distribué vers 17h. » Une membre du CGLPL

2.4 Prendre le repas

Contrairement à l'extérieur, où prendre son repas est souvent lié au partage et à la convivialité, en détention, cet acte est associé à la solitude, les personnes détenues devant prendre leur repas seules en cellule [1]. Des aménagements peuvent être envisagés pour « accompagner une plus grande autonomie »[2], mais dans les faits, si les personnes détenues sont amenées à prendre leurs repas à plusieurs, c'est en raison de la surpopulation carcérale[3], notamment en maison d'arrêt.

« Il n'y a aucun équivalent avec ce qu'on voit dans les séries américaines, où tout le monde se retrouve dans un réfectoire, sur de grandes tables, pour le repas. La majorité des détenus sont en régime fermé[4]. » Une membre du CGLPL

Au centre de détention de Villenauxe-la-Grande, le repas était toujours pris seul, en cellule. Qu'il s'agisse des

---

[1] Article 47 du Code de procédure pénale, *Journal officiel*, 1er juillet 2017.

[2] Article 48 du Code de procédure pénale, *Journal officiel*, 1er janvier 2020.

[3] 79 300 personnes étaient détenues au 1er janvier 2025, selon les chiffres du ministère de la Justice.

[4] Les personnes détenues qui ne peuvent sortir de leur cellule que pour les activités ou balades, souvent considérées comme les plus violentes ou, à l'inverse, celles qui n'ont pas un « caractère assez fort » d'après les propos recueillis lors de mes visites.

personnes détenues en régime fermé, où seules les activités et balades permettent de sortir de sa cellule, ou de celles régime portes ouvertes, où il est possible de sortir de sa cellule et de circuler librement dans les couloirs des bâtiments entre 7h et 19h — excepté pour les repas.

Lorsque je suis arrivée devant les cellules, cinq détenus (en régime portes ouvertes) se tenaient derrière une grille et discutaient avec deux auxiliaires, qui réchauffaient les plats dans des fours prévus à cet effet. L'un servait les repas à ces premiers détenus, qui retournaient en cellule une fois leur assiette récupérée. L'autre servait les repas aux détenus en régime portes fermées, qui se présentaient l'un après l'autre sur le palier de leur cellule.

Les auxiliaires discutaient entre eux, certains détenus prenaient part à la conversation, la responsable cuisine participait également à l'échange tandis que le surveillant distribuait du courrier. Un auxiliaire a reçu une lettre avec une photo de sa fille qu'il nous a montrée, ce qui a donné lieu à quelques échanges : « Il faut que tu sortes pour elle, plus de bêtises hein ? » lui a dit la responsable cuisine.

3. LA CANTINE

La cantine revêt une importance particulière : c'est l'un des moyens privilégiés pour se faire « plaisir » en détention. Cependant, elle met en lumière la pauvreté inhérente aux prisons françaises et les inégalités socio-économiques qui s'y créent.

3.1 Cantiner

La cantine permet aux personnes détenues d'acheter « divers objets, denrées ou prestations de services »[1], mais les « vivres vendus en cantine comprennent seulement les denrées d'usage courant qui peuvent être consommées sans faire l'objet d'aucune préparation »[2]. Il s'agit de produits alimentaires et d'hygiène, choisis à partir d'un catalogue mis à jour chaque année par l'administration pénitentiaire.

« Les détenus comptent beaucoup sur les cantines, où ils achètent de la nourriture pour compléter ou remplacer ce qui leur est distribué par l'administration pénitentiaire. » Une membre du CGLPL

Cet espace est ainsi investi par les personnes détenues car il leur permet de (re)prendre le contrôle de leur alimentation, de retrouver leur capacité de choix et le statut de consommatrice qu'elles avaient à l'extérieur.

3.2 Les produits cantinables

Les produits disponibles, ainsi que leur prix, sont définis par la Direction Interrégionale des Services Pénitentiaires (DISP) de chaque région. Dans le cas des prisons en gestion déléguée, c'est à la société privée de s'en charger.

---

[1] Article D.343 du Code de procédure pénale, *Journal officiel*, 2 mars 1953.

[2] Article D.345 du Code de procédure pénale, *Journal officiel*, 23 décembre 2021.

Le prix de référence d'un produit correspond à son prix le moins cher dans l'hypermarché le plus proche de la DISP. Cette dernière établit un budget global que les prestataires privés ne peuvent pas dépasser. Le responsable de la cantine de chaque établissement passe ainsi son temps à « éplucher les offres » afin de trouver les produits les moins chers possible. L'achat du tabac est également compris dans le budget de la cantine : les établissements pénitentiaires ont l'obligation de se fournir auprès du tabac le plus proche[1].

3.3 Les produits cantinés

Au CD de Villenauxe-la-Grande, le catalogue de cantine comprenait 480 articles pour l'année 2023. Le produit le plus cantiné était l'eau plate en bouteille : sur le mois de février 2023, 3 657 bouteilles d'eau avaient été vendues. L'eau étant potable en détention, on peut supposer que les personnes détenues en achètent car elles se méfient de celles provenant du lieu de leur peine, « responsable » de leur privation de liberté, en qui il est difficile d'avoir confiance. Le tabac arrivait en seconde position et constitue, au même titre que l'alimentation, une source de réconfort, une monnaie d'échange et rythme les journées. Venaient ensuite le lait, le riz, le poulet halal, le thon, la crème fraîche, le concentré de tomate, les bonbons, les pommes de terre et les pâtes.

[1] Articles 45 et 47 du décret n° 2010-720 du 28 juin 2010, relatif à l'exercice du monopole de la vente au détail des tabacs manufacturés, *Journal officiel*, 30 juin 2010.

L'achat de ces produits est encadré : pour l'eau, les quantités sont limitées car les packs peuvent être utilisés pour bloquer la porte des cellules et pour le tabac, les personnes détenues ne peuvent pas débourser plus de 150 euros par semaine[1], afin d'éviter le trafic.

Dans certains établissements, des catalogues de cantine extraordinaires sont proposés tous les mois, mais ce n'est pas une obligation. Ils sont souvent en lien avec un événement : le Ramadan, Pâques…

4. LE TRAVAIL EN CUISINE

Depuis 1987, les personnes détenues n'ont plus l'obligation de travailler en détention, mais doivent pouvoir le faire si elles le souhaitent[2], comme le souligne le Code de procédure pénale : « toutes les dispositions sont prises pour assurer une activité professionnelle aux personnes incarcérées qui le souhaitent »[3]. Cette loi est cependant difficile à mettre en œuvre car les possibilités de travail en détention sont insuffisantes : moins d'un quart des personnes détenues y ont accès[4]. Nous nous concentrerons ici sur le travail en cuisine.

---

[1] Un paquet de cigarettes coûtait 11 euros l'unité en 2023.

[2] Loi n° 87-432 du 22 juin 1987, relative au service public pénitentiaire, *Journal officiel*, 23 juin 1987.

[3] Article 717-3 du Code de procédure pénale, *Journal officiel*, 1er mai 2022.

[4] Jean Cael, Aline Daillere, Marion Moulin, *Au dernier barreau de l'échelle sociale : la prison. 25 recommandations pour sortir du cercle vicieux prison – pauvreté,* France : Emmaüs France et le Secours Catholique, 11 octobre 2021, Rapport.

4.1 Postuler et être accepté

La plupart des personnes détenues souhaitent travailler, notamment en cuisine, car ces postes permettent de s'occuper la majeure partie de la journée et d'acquérir des compétences techniques, afin de mieux préparer sa sortie de prison.

Pour travailler, qui plus est en cuisine, il faut entreprendre une demande d'affectation de poste via une lettre, afin d'être « classé au travail ». Les candidatures sont examinées par la Commission pluridisciplinaire unique (CPU), présidée par le chef d'établissement ou l'un de ses représentants. S'il y a un gestionnaire privé, c'est à lui de choisir les personnes qu'il souhaite employer, à partir d'une liste présentée par l'administration pénitentiaire. Le contrat d'emploi est complété par une convention définissant les obligations respectives de l'établissement pénitentiaire, de la personne détenue et de l'employeur[1].

Une notification de la décision doit être envoyée, qu'elle soit positive ou négative — ce peut être pour le maintien du bon ordre et de la sécurité de cet établissement. La commission doit veiller à « garantir l'égalité de traitement en matière d'accès au travail »[2].

---

[1] Décret n° 2022-655 du 25 avril 2022, relatif au travail des personnes détenues et modifiant le code pénitentiaire, *Journal officiel*, 26 avril 2022.

[2] Article D.433-1 du Code de procédure pénale, *Journal* officiel, 29 décembre 2010.

4.2 Les contraintes sécuritaires et logistiques

Une période d'essai permet de « tester » et d'attribuer un poste à l'employé en fonction de ses capacités. Toute personne peut en être exclue si elle représente un danger pour les autres. Chaque départ est remplacé.

« Avant de pouvoir travailler, il y a un temps d'observation de deux mois. S'il y a un incident, la demande de travail est gelée pendant deux mois. » Une CPIP

Au centre de détention de Villenauxe-la-Grande, l'équipe de cuisine était constituée de seize détenus, de tous âges. Il n'y avait qu'une seule équipe de cuisine, qui changeait le moins possible, afin d'assurer une certaine stabilité. Le poste le plus demandé était celui de la « production du chaud », mieux rémunéré, à l'inverse de celui de plongeur.

L'une des responsables cuisine expliquait qu'il était difficile pour des personnes analphabètes de travailler en cuisine. Fonder la sélection sur le niveau de français est une mesure discriminante, mais dans les faits, les personnes détenues n'étant pas en capacité de compter pour peser des produits ou de lire une recette ne peuvent être employées qu'à la plonge.

Par ailleurs, travailler en cuisine avec des objets tranchants, de l'eau bouillante, des produits d'entretien qui peuvent s'avérer toxiques s'ils sont inhalés, des horaires précis à respecter, dans des endroits clos comme les chambres froides et devoir respecter des normes d'hygiène strictes, suppose que les personnes détenues s'imposent une grande discipline et soient irréprochables. L'un des surveillants expliquait que celles qui présentent des troubles psychologiques et/ou psychiatriques et ne prennent pas bien leurs traitements ne peuvent pas travailler en cuisine. Être en contact avec des couteaux présente un risque trop important pour leur sécurité et celle des autres.

5. LES PERCEPTIONS DES REPAS

La perception que les personnes détenues ont de leur alimentation est propre à un espace, celui de la prison, et à une temporalité, celle du moment où elles y sont incarcérées. Elle varie en fonction de leurs conditions de détention et de la façon dont elles vivent le temps de leur peine. Les données et témoignages présentés dans ce chapitre doivent donc être appréciés avec du recul.

5.1 Une diversité de profils

En prison, comme à l'extérieur, il existe une grande diversité de profils qui n'ont pas les mêmes besoins nutritionnels ni le même rapport à l'alimentation.

La majorité des personnes incarcérées sont de jeunes hommes, les femmes ne représentant que 3,59 % des personnes détenues. Derrière les barreaux les détenus sont

21,3 % à avoir entre 18 et 24 ans, 19,1 % à avoir entre 25, et 29 ans et 30 % à avoir entre 30 et 39 ans[1].

L'expérience carcérale n'est pas la même selon qu'elle est vécue en maison d'arrêt ou en centre de détention. Le taux d'occupation en maison d'arrêt étant de 142,8 % (hors places mineurs) en décembre 2022[2], celles et ceux qui y sont incarcérés n'ont souvent pas accès à toutes les activités et sont amenés à moins se dépenser. Les centres de détention sont moins sujets à la surpopulation, leur taux d'occupation étant de 94,2 %[3] en décembre 2022, ce qui laisse plus de possibilités à celles et ceux qui y sont incarcérés d'être actifs.

La durée d'incarcération et la possibilité, ou non, de s'installer dans un espace qui soit « le sien » ont un impact sur le rapport à l'alimentation. Il faut également tenir compte de la confession religieuse, des convictions écologiques, de l'origine culturelle, de la catégorie socio-professionnelle, ou encore de la consommation de tabac. En détention, beaucoup de personnes détenues ne mangent pas de porc et/ou de viande, pour des raisons religieuses. À titre d'exemple, au centre de détention de Villenauxe-la-Grande, deux tiers des personnes détenues bénéficiaient d'un régime végétarien.

---

[1] Direction de l'administration pénitentiaire du ministère de la Justice, S*tatistiques des établissements et des personnes écrouées en France*, 1er décembre 2022.

[2] Direction de l'administration pénitentiaire du ministère de la Justice, S*tatistiques des établissements et des personnes écrouées en France*, 1er décembre 2022.

[3] *Ibid.*

Dans un système de restauration collective, les plats servis par l'administration pénitentiaire doivent-ils répondre à des critères individuels, qu'ils relèvent de la religion, de l'écologie ou d'une idéologie particulière ? Selon un arrêt de la Cour européenne des droits de l'Homme, l'administration pénitentiaire doit servir des repas tenant compte de la religion des personnes détenues si cela ne provoque pas de « perturbation dans la gestion de la prison ni baisse de la qualité des repas servis aux autres détenus »[1]. Cependant, il est compliqué d'affirmer que respecter chaque religion est possible compte tenu des contraintes auxquelles sont soumis les acteurs de la restauration (collective) en détention.

5.2 Des inégalités socio-économiques

En 2022, un rapport sénatorial[2] estimait le coût de la vie en détention à 200 euros par mois minimum, par personne détenue[3]. Les dépenses de ces dernières sont prélevées sur un compte interne, alimenté la plupart du temps par leurs proches — la circulation d'argent étant interdite en prison[4]. Cependant, 16 % d'entre elles n'ont aucune ressource financière et 31 % vivent avec 20 euros par mois[5] [NB : montant qui a été récemment porté à 30 euros par mois], soit le montant de l'aide publique aux

---

[1] Cour européenne des droits de l'homme, *Jakobski c. Pologne*, arrêt du 7 décembre 2010, n° 18429/06.

[2] Paul Loridant, *Prisons : le travail à la peine, Paris : Commission des finances*, 19 juin 2002, Rapport d'information n° 330.

[3] *Ibid.*

[4] Observatoire international des prisons (OIP), *op.cit.*, p. 190.

[5] Jean Cael, Aline Daillere, Marion Moulin, *op.cit.*

Le sentiment de satiété dépend de la quantité mais aussi du fait de manger quelque chose de plaisant : quand on mange par obligation nutritive, il y a un manque. En détention, le manque est très présent. » Une médecin en détention

« Ce qu'on faisait à manger aux Baumettes, c'était abominable : la pire des ratatouilles en boîte, des steaks hachés précuits, décongelés dans les barquettes, des calamars en cube congelés, qu'on faisait décongeler au four en gardant le plastique autour. » Un chef cuisinier en détention

« Je n'ai aucun retour positif en termes de nourriture. Les repas en détention, c'est juste une assiette contenant on ne sait trop quoi. Si on n'a pas d'argent pour acheter de quoi agrémenter son quotidien, c'est compliqué. Certaines personnes ne s'alimentent plus. » Une CPIP

« Ça fait partie des sujets de plaintes. On rencontre rarement des personnes qui sont contentes de la qualité de ce qu'elles mangent. Souvent, elles se plaignent de l'aspect insipide et des quantités servies. » Une membre du CGLPL

« Tout se cantine : des pâtes, de la sauce tomate, de la harissa, du riz, de la semoule, des plats industrialisés ou des boîtes de conserve, mais aussi des sucreries. Nutritionnellement, ça peut être problématique, et créer des carences. » Une membre du CGLPL

« En cellule, ils [les détenus] n'ont pas forcément de quoi se faire à manger correctement. Manger des pâtes pendant deux ans, midi et soir, c'est compliqué. » Une CPIP

« Il y a beaucoup de difficultés à respecter les régimes alimentaires. Les personnes qui ont un régime très spécifique, souvent minoritaires, nous écrivent régulièrement pour nous dire : "aujourd'hui on m'a distribué du poisson alors qu'on n'aurait pas dû". » Une membre du CGLPL

En proposant un état des lieux de la gestion de l'alimentation en détention, à travers l'identification des différentes problématiques qui y sont liées, tant du côté de l'administration pénitentiaire que des gestionnaires privés et des personnes détenues, cette première partie a été l'objet de plusieurs questionnements. Comment s'ancrer dans une logique de restauration collective, uniformisée, tout en s'adaptant aux régimes alimentaires de chacune ? Comment respecter des impératifs budgétaires et logistiques tout en garantissant une alimentation de qualité et en quantités suffisantes ? Comment favoriser l'autonomisation en permettant aux personnes détenues de redevenir actrices de leurs choix alimentaires, sans pour autant accentuer les inégalités socio-économiques ?

La seconde partie s'attachera à analyser la manière dont l'alimentation peut être utilisée et perçue comme un moyen de contrôle en détention, tant sur le corps que l'esprit.

CHAPITRE II — CONTRÔLER

« Like everything in prison, diet is discriminatory » Nelson Mandela

1. L'ALIMENTATION INVESTIE DE SENS

Manger est un acte intime, qui transforme le corps et impacte l'esprit. Le fait que les personnes détenues se voient imposer ce qu'elles mangent et quand, trois fois par jour, peut être perçu comme une emprise sur leur corps, seul espace « de liberté » qu'il leur reste ou du moins qu'elles peuvent contrôler.

1.1 « Manger : rien de plus vital, rien d'aussi intime »[1] Claude Fischler

Comme l'écrit le sociologue Claude Fischler, manger renvoie à l'accession des aliments à notre intériorité et à notre intimité — intime provenant du latin *intimus*, superlatif de *interior*. Par le franchissement d'une barrière orale, les aliments pénètrent dans le corps, s'y transforment et le constituent[2]. L'incorporation est ainsi le « mouvement par lequel nous faisons franchir à l'aliment

---

[1] Claude Fischler, *L'Homnivore : le goût, la cuisine et le corps*, *op.cit.*, p. 9.

[2] Christine Durif-Bruckert, « "On devient ce que l'on mange" : les enjeux identitaires de l'incorporation », *Revue française d'éthique appliquée*, n° 2, septembre 2017, pp. 25-36.

la frontière entre le monde et notre corps, le dedans et le dehors »[1].

Les repas étant en partie pensés et élaborés par l'administration pénitentiaire, les personnes détenues peuvent voir dans leur ingestion une emprise sur leur corps et une immixtion dans leur intimité. En les incorporant, elles se soumettent à une autorité qui incarne leur peine et la raison pour laquelle elles sont privées de liberté. S'y opposer, c'est reprendre le contrôle de son corps, à savoir le dernier rempart entre soi et les autres, le dernier espace personnel.

1.2 La charge imaginaire de l'alimentation

L'Homme ne mange pas que des aliments mais aussi des symboles et de l'imaginaire, selon les sociologues Jean-Pierre Corbeau et Jean Pierre Poulain[2]. Le fait de se sentir rassasié ne dépend pas uniquement de l'aspect nutritif d'un repas, mais de la façon dont il est perçu et renvoie ainsi à la notion de comestibilité, à savoir ce « qui peut servir d'aliment à l'homme » [3] . Cette notion subjective, car propre à chacun, peut être modifiée par le passage d'un régime alimentaire choisi à un régime alimentaire subit : de nouvelles « normes concernant la

---

[1] Claude Fischler, *L'Homnivore : le goût, la cuisine et le corps*, *op.cit.*, p. 66.

[2] Julie Boussoco et al., « Faire la cuisine : approche socio-représentationnelle et distance à l'objet », *Les Cahiers Internationaux de Psychologie Sociale*, vol. 111, n° 3, 2016, pp. 367-395.

[3] D'après la définition de « comestible » dans le Dictionnaire de l'Académie française.

comestibilité des aliments » se « développent au cours d'un processus d'imitation »[1].

Selon l'anthropologue James Frazer, les aliments sont investis de sens et possèdent des propriétés positives et/ou négatives, qui correspondent à des perceptions collectives et/ou individuelles de notre alimentation. Deux principes leur sont associés[2] : celui de similitude (on incarne les qualités de ce que l'on mange) et celui de contiguïté (on devient ce que l'on mange). Le cas des légumes, peu appréciés en détention, permet d'illustrer ces principes théoriques. Étant investis d'une image négative, car ne correspondant pas forcément aux habitudes alimentaires des personnes détenues et étant qui plus est distribués par l'institution enfermante, ils ne sont pas considérés comme rassasiants et sont délaissés.

Le rejet de l'alimentation trahit celle d'une institution dont il faudrait se protéger pour survivre, et ce, en tissant un « cordon sanitaire » qui protège de toute intrusion intime. Le corps devient ainsi un rempart et une carapace contre l'extérieur[3], un outil de résistance.

« Est-ce que c'est vraiment aussi horrible qu'on le dit ? Je ne sais pas. Mais que ça puisse sembler horrible parce que c'est de la nourriture servie par quelqu'un qui vous enferme, c'est une réaction normale. » Une membre du CGLPL

---

[1] Christine Durif-Bruckert, *op. cit.*, pp. 25-36.

[2] Ces principes de James Frazer mais ont été appliqués à l'alimentation par Claude Fischler.

[3] Christine Durif-Bruckert, *op. cit.*, pp. 673-682.

Les images qu'ont les personnes détenues de leur alimentation sont propres au contexte de l'incarcération, qui peut devenir l'objet de rumeurs et de croyances. Certaines préfèrent ne pas toucher à leur repas, qui pourrait être « souillé ou contaminé par les auxis et les popotiers ou par les bestioles qui circulent dans les coursives ». Tandis que d'autres craignent que « le repas soit "fiolé", c'est-à-dire mélangé à des somnifères ou à des calmants, le spectre du bromure planant toujours sur la détention »[1] — le bromure était autrefois distillé dans le café ou les plats pour « calmer ».

« À un moment, des rumeurs circulaient sur le fait que l'administration pénitentiaire mettait des substances dans la nourriture. Au-delà de la véracité de cette rumeur, elle prouve que la nourriture est investie : un détenu va-t-il se laisser servir à manger deux fois par jour par une administration qu'il peut sentir antagoniste à ses intérêts ? » Une membre du CGLPL

1.3 De l'importance de « savoir ce que l'on mange »[2] Claude Fischler

Selon C. Fischler, incorporer des produits alimentaires inconnus, à savoir des « objets comestibles non identifiés », peut être source d'angoisse et de mécontentement[3]. Il est essentiel de savoir ce que l'on

---

[1] Collectif La Brèche, *op. cit.*, p. 56.

[2] Claude Fischler, *L'Homnivore : le goût, la cuisine et le corps*, *op.cit.*

[3] Claude Fischler, « L'alimentation, une consommation pas comme les autres », *Les Grands Dossiers des Sciences Humaines*, vol. 22, n° 3, 2011, p. 9.

mange et d'avoir confiance en la personne qui l'a préparé pour l'apprécier — ce qui est rarement le cas en détention.

Cependant, bien que les personnes détenues ne sachent pas forcément ce que contiennent leurs assiettes et que les énoncés des plats les renvoient parfois à des aliments inconnus, l'alimentation dans les prisons françaises demeure comestible, loin de celle servie dans certaines prisons américaines et du *nutroloaf*, aussi appelé pain de viande — une « pâtée en brique, compacte et spongieuse, fabriquée à base de pommes de terre, de pain, de légumes divers mélangés à du concentré de tomate et à une purée de fruits »[1] qui avait été élaborée pour couvrir les besoins journaliers. Il a été l'objet de nombreuses critiques et rumeurs, en raison de son aspect peu appétissant et de l'impossibilité d'identifier ce qu'il contient, et est encore servi dans les quartiers d'isolement de plusieurs prisons américaines[2], mais pas en France.

2. ALIMENTATION CONTRAINTE

2.1 « Le corps s'adapte à son environnement en se consommant lui-même »[3] Primo Levi

Ces mots de Primo Levi, décrivant l'univers concentrationnaire, ont été repris pour souligner ce que ressentent certaines de personnes détenues, à savoir que leur corps et le rapport qu'elles entretiennent avec ce

---

[1] Collectif La Brèche, *op.cit.*, p. 49.

[2] Salvador Jimenez Murguía, *op.cit.*, p. 35.

[3] Primo Levi, *Si c'est un homme*, Paris : Pocket, 1990, p. 96.

dernier est modifié par l'expérience carcérale. Tant par l'absence de mouvement : elles sont, la plupart du temps, sédentaires, bien que leurs journées soient ponctuées par des sorties en cours de promenade et que certaines fassent du sport. Que pour l'alimentation, qui peut devenir un exutoire ou, au contraire, être totalement délaissée. La détention est ainsi une expérience corporelle, pouvant se matérialiser par la prise ou la perte de poids.

« Beaucoup de personnes détenues perdent ou prennent du poids. Certaines se mettent à acheter plein de choses qui ne sont pas forcément bonnes, comme des sucreries, et prennent dix à quinze kilos en deux mois. » Une CPIP

« Dans un établissement pénitentiaire, du fait de l'inactivité et du peu d'activité physique, on est beaucoup plus sédentaire, ce qui peut amener à prendre du poids. À l'inverse, certaines personnes détenues sont complètement nouées : le fait d'être plusieurs en cellules avec des codétenus qu'elles ne comprennent pas toujours, de ne pas aller aux toilettes… Certaines ne mangent pas pour ne pas avoir envie d'y aller. » Une membre du CGLPL

Bien que la prise en charge sanitaire des personnes détenues incombe au ministère de la Santé depuis 1983[1], elle est souvent mise à mal et « a tendance à se détériorer de manière sensible et parfois définitive au cours de la détention »[2]. La modification des modes de vie, qui passe par une transformation de l'alimentation qui n'est plus

---

[1] Principe réaffirmé par la loi pénitentiaire du 24 novembre 2009.
[2] Collectif La Brèche, *op.cit.*, p. 69.

choisie mais subie, entraîne une transformation physique et une altération psychologique.

2.2 Une contrainte spatiale

En détention, l'espace, contraint et restreint, conditionne les relations que les personnes détenues entretiennent entre elles et avec l'administration pénitentiaire. Dans les cellules, elles ont l'impression d'être constamment surveillées. Cette sensation est induite par l'architecture de la plupart des prisons, calquée sur le modèle du Panoptique[1], et par le fait que sur chaque porte de cellule soit présent un œilleton, par lequel les surveillants peuvent regarder.

Lorsque les cellules sont surpeuplées, la proxémie, à savoir « la distance physique naturelle implicite entre les personnes en interaction qui varie selon les cultures et les situations »[2], n'est plus respectée. Ces espaces deviennent des lieux « multifonctionnels »[3], servant à la fois à manger, dormir, se distraire, travailler, écrire ou encore cuisiner.

« En général, les cellules font 9 m² et disposent d'une table, qui sert à tout ce à quoi peut servir une table, y compris manger. Mais dans les cellules surencombrées,

---

[1] Jeremy Bentham, *Panoptique : Mémoire sur un nouveau principe pour construire des maisons d'inspection, et nommément des maisons de force*, Paris : Hachette Bnf, 1791.

[2] Jeanine Chamond et al., « La dénaturation carcérale. Pour une psychologie et une phénoménologie du corps en prison », *L'information psychiatrique*, vol. 90, n° 8, 2014, pp. 673-682.

[3] Gilles Chantraine, *op.cit.*, p. 8.

beaucoup de détenus mangent sur leurs lits, faute de place. » Une membre du CGLPL

Cette promiscuité imposée ne permet pas de disposer d'un espace individuel, dans lequel il est possible de se sentir à l'abri du regard des autres[1]. Des rapports de force et des tensions peuvent alors s'y établir, et se matérialiser à travers l'alimentation. Certaines personnes n'ont pas le même régime alimentaire que leur(s) codétenu(s) et s'y adapte par conformisme, par peur d'être exclu, moqué, voire harcelé. La cohabitation induit ainsi des codes implicites et complexes d'occupation de l'espace et des règles de hiérarchie qu'il faut respecter[2].

« En prison, la pauvreté est un fait et induit des rapports de force, notamment en cellule. Quelqu'un qui toucherait 200 à 300 euros de mandats par sa famille est dans la moyenne-classe de la population pénale. Elle peut être l'objet de pressions, plus ou moins amicales, pour partager ses cigarettes, ses biscuits, ses pâtes… Il y a des tas de fois où la personne le fait de bon cœur et amicalement, mais d'autres où elle se sent obligée et se dit “si je ne le fais pas, je risque de me fâcher avec les personnes avec qui je dors…” » Une membre du CGLPL

« Il y a des vols. Notamment au moment de la réception des bons de cantine, déposés devant la porte des cellules. Une autre technique consiste à commander sur le bon d'un détenu qui a plus d'argent. » Une CPIP

---

[1] Corinne Rostaing, *Une institution dégradante, la prison,* Paris : Gallimard, 2021, p. 59.

[2] Jeremy Bentham, *op.cit.*

2.3 Une contrainte temporelle

En détention, le quotidien est rythmé par un ensemble de moments routiniers et ritualisés tels que les repas, la promenade, les diverses activités proposées, le parloir ou encore les programmes télévisés. Le temps imposé, notamment des repas, peut être perçu comme une contrainte. Cela renvoie, indirectement, à un assujettissement du corps par l'institution répressive[1], mais aussi à révéler et accentuer les inégalités socio-économiques.

« Les horaires sont un enjeu : distribuer des repas à des personnes qui sont enfermées, avec les portes qu'il faut ouvrir et refermer systématiquement, des détenus qui sont parfois un, deux, trois… ça dure longtemps. Les premiers déjeunent tôt, les derniers tard. Les premiers ont des plats plutôt chauds, les derniers plutôt froids. » Une membre du CGLPL

« L'alimentation joue un rôle important dans la santé mentale des détenus. Certains choisissent de cantiner pour améliorer le goût de leurs plats, mais d'autres n'ont pas de revenus suffisants pour le faire, comme les indigents. S'ils gardent une partie de leur barquette, ils ne pourront pas la réchauffer le lendemain, faute de plaques de cuisson. Ils reçoivent 30 euros par mois, mais la plupart du temps cet argent est utilisé pour acheter du tabac. » Une médecin en détention

---

[1] Erving Goffman, *op.cit.*, p. 41.

Le rapport qu'entretiennent les personnes détenues avec leur alimentation et leur corps est révélateur de leur statut socio-économique, et de la façon dont elles vivent leur peine.

« Quand vous observez un centre pénitentiaire, vous avez une photographie assez juste de la société. Les problématiques sont les mêmes : certains ont un peu d'argent et mangent de bonnes choses, d'autres ont un reste à vivre très faible et ne mangent pas très bien. » Un chef cuisinier en détention

3. ALIMENTATION CONTRAIGNANTE

3.1 Définir la nutrition

La nutrition a pour mission de « dire où est le bien alimentaire »[1] et se concentre sur ce dont le corps a besoin pour être en « bonne santé ». En privilégiant l'abstraction, la quantification et l'universalité, elle « fait en sorte que les besoins alimentaires semblent commensurables » à travers les corps, permettant ainsi « la régulation et la surveillance au niveau de la population »[2].

En prenant pour référence la calorie pour calculer les besoins nutritifs, l'alimentation en détention est

---

[1] Claude Fischler, *Les alimentations particulières. Mangerons-nous encore ensemble demain ?*, *op.cit.*, pp. 9-30.

[2] Charlotte Biltekoff, Jessica Mudry, Aya H. Kimura, Hannah Landecker, Julie Guthman, « Interrogating Moral and Quantification Discourses in Nutritional Knowledge », *Gastronomica*, vol. 14, n°3, août 2014, pp. 17-26.

hégémonique[1] : elle est pensée en termes de nutriments et non d'aliments, réduisant les personnes détenues à des corps dont il faudrait satisfaire les besoins énergétiques.

Ses dimensions sociale et symbolique, qui font appel à des « éléments subjectifs qu'on ne peut pas calculer »[2], ne sont que peu ou pas prises en compte : les goûts et préférences personnelles, le plaisir et le dégoût, la signification culturelle ou encore la dimension socialisante n'y ont pas leur place[3].

3.2 Une nutrition dite « hégémonique »

« Établir une peine juste, individuelle et rationnelle, nécessite le recours à un ensemble de disciplines, de spécialistes qui doivent étudier l'âme du condamné. Le jugement sur le condamné implique un jugement sur la normalité et nécessite le recours à la psychiatrie et à la psychologie. L'observation des corps enfermés vise à assujettir les esprits. L'âme doit devenir la "prison du corps". Les institutions disciplinaires ont pour finalité de dresser les corps et les esprits. »[4]. Par ces mots, la sociologue Martine Lefeuvre-Déotte illustre le concept de biopouvoir développé par Michel Foucault.

---

[1] Claude Fischler, *L'Homnivore : le goût, la cuisine et le corps*, *op.cit.*, p. 10.
[2] *Ibid.*
[3] Collectif La Brêche, *op.cit.*, p. 69.
[4] Martine Lefeuvre Déotte, « Foucault : le corps, le pouvoir, la prison », *Appareil*, 27 Janvier 2010.

Cette notion définit le passage, à la fin du XVIIIe siècle, de l'ancienne souveraineté monarchique où le pouvoir s'exerçait sur les sujets, au nouvel ordre bourgeois où il s'exerce sur les corps. Il s'agit de « l'ensemble des mécanismes par lesquels ce qui, dans l'espèce humaine, constitue ses traits biologiques fondamentaux va pouvoir entrer à l'intérieur (…) d'une stratégie générale de pouvoir, autrement dit comment la société, les sociétés occidentales modernes (…) ont repris en compte le fait biologique fondamental que l'être humain constitue une espèce humaine »[1].

Le biopouvoir conduit à la biopolitique, à savoir un exercice de la gouvernance à travers une médecine sociale, une hygiène de vie, un contrôle de la natalité et un assainissement de l'habitat. En bref, une disciplinarisation du corps et de l'esprit[2].

La nutrition est l'un des outils d'exercice de ce biopouvoir. En s'octroyant un droit de regard sur ce que les personnes détenues mangent, l'État contrôle en quelque sorte leurs corps, et engendre un rapport de domination. Il y a un déséquilibre entre les experts sachants et les consommateurs ignorants[3] ; entre les acteurs des politiques nutritionnelles et ceux qui les subissent ; entre ceux qui disent savoir ce qui est bon pour

---

[1] Michel Foucault, *Sécurité, territoire, population. Cours au Collège de France (1977-1978)*, édité par Michel Senellart, Paris : Seuil/Gallimard, 2004.

[2] Jeanine Chamond et al., *op.cit.*, p. 677.

[3] Will McKeithen, *op.cit.*, pp. 58-81.

les personnes détenues en termes d'alimentation et ces dernières qui se voient imposer leurs repas.

3.3 Une alimentation privatisée, uniformisée et aseptisée

En détention, l'alimentation, pensée pour la collectivité, est soumise à des contraintes financières. En déléguant sa gestion à des services de restauration collective, l'État privatise sa gestion, et en fait un bien marchand ayant pour but d'être rentable. La pensée des nutritionnistes, qui confectionnent les repas, est ainsi conditionnée par les pratiques d'économie et les modes de pensée[1]. De plus, les conseils diététiques chevauchent l'industrie alimentaire, pouvant conduire à des conflits d'intérêts. Ce complexe « carcéral-industriel du conseil diététique »[2] entraîne une désincarnation de l'alimentation, pensée en termes techniques, sans tenir compte de la notion de plaisir.

L'alimentation étant produite en grande quantité et l'élaboration des repas se fondant sur les habitudes alimentaires des personnes blanches de classe moyenne, « la science privilégie les idéaux (cis)sexistes, classistes et racistes de la santé. »[3]. La nutrition postule ainsi que les corps sont standardisés, tandis que chaque personne détenue a des besoins différents. L'uniformisation de leurs pratiques alimentaires peut être considérée comme une

---

[1] *Ibid.*
[2] Social Justice, « The History of Critical Resistance », *Social Justice*, vol. 27, n° 3, 2000, pp. 6-10.
[3] Will McKeithen, *op.cit.*, pp. 58-81.

atteinte à leur santé[1] et à leur humanité. Il faut cependant nuancer ces propos et rappeler que certaines personnes, selon leur âge et leur condition physique, peuvent bénéficier d'un régime adapté.

En servant des repas sans goût ni odeur, la prison aseptise et entraîne une perte de stimulation sensorielle. Le plaisir de manger s'étiole alors « après quelques semaines passées en détention, avant tout parce que la pitance servie par l'administration pénitentiaire (...) s'avère dans la plupart des cas insipide, voire immangeable »[2]. Pour reconnaître des saveurs, le cerveau a besoin d'informations olfactives et gustatives. Les informations sensorielles livrées par le nez et la langue sont traitées par le cerveau pour produire une saveur, quand la nourriture est mise en bouche et mâchée.

« Une prison, ça sent la grésine. C'est un désinfectant industriel, utilisé un peu partout depuis des temps immémoriaux. Ça sent un peu la crasse. » Un ancien détenu

3.4 Une alimentation punitive ?

Utiliser la privation de nourriture pour punir est une pratique relevée par Salvador Jimenez Murguía dans les prisons états-uniennes, mais cela ne semble pas avoir lieu en France. Cependant, compte tenu de la dépendance des personnes détenues aux repas de l'administration, leur

---

[1] Salvador Jimenez Murguía, *op.cit.*, p. 22.
[2] Collectif La Brèche, *op.cit.*, p. 48.

servir une alimentation qui n'est pas bonne et en quantité insuffisante peut être perçu comme une punition implicite.

« Ce n'est pas quelque chose qui remonte de la part des surveillants. C'est une forme de représailles, complexe à mettre en œuvre. En revanche, dans des quartiers spécifiques (disciplinaires ou d'isolement), des détenus nous disent "on m'a jeté mon repas par terre" ou "on m'a donné mon repas mais je n'avais pas de couverts, j'étais obligé de manger avec les doigts". » Une membre du CGLPL

L'hypothèse de Salvador Jimenez Murguía selon laquelle la nourriture est utilisée par l'administration pénitentiaire pour contrôler le comportement des personnes détenues peut être comprise en ce sens : étant imposée, l'alimentation peut être perçue comme une emprise sur le corps, l'esprit, l'espace et le temps des personnes détenues.

Mais l'alimentation peut être utilisée comme un moyen de se réapproprier son corps et de lutter contre sa peine. Il s'agit d'un facteur de distinction, qui permet d'affirmer son identité sociale et culturelle. Ce sera l'objet de la troisième partie.

CHAPITRE III — RÉSISTER

« Alors on a choisi de se torturer nous pour leur faire mal à eux »[1]

1. SE DÉNUTRIR POUR CONTESTER SA PEINE

La prison est souvent représentée comme un lieu de non-droit, les droits essentiels comme ceux ayant trait à la liberté d'expression ou à la vie privée y étant réduits. Des améliorations y ont cependant été effectuées ces dernières années, à travers la mise en place d'une plus grande possibilité de recours, comme l'instauration du Contrôleur général des lieux de privation de liberté, autorité administrative indépendante chargée de contrôler les conditions de prise en charge des personnes privées de liberté[2]. Mais la dénonciation ne suffit pas à améliorer les conditions de vie dans une institution qui demeure un « lieu de violence et de crainte »[3] selon le premier rapport du CGLPL en 2008. Comment faire entendre ses droits lorsqu'on est détenu ?

L'alimentation peut en être un levier, devenant le support de revendications, de protestations et de

---

[1] Déclaration faite par des grévistes de la faim lors de la grève de la faim contre la double peine, le 16 janvier 1992.

[2] Corinne Rostaing, *op.cit.*, p. 103.

[3] Jean-Marie Delarue, *Rapport d'activité du Contrôleur général des lieux de privation de liberté*, Paris : Contrôleur général des lieux de privation de liberté, 13 juin 2008.

contestations. Elle est utilisée comme un outil d'adaptation secondaire — concept développé par E. Goffman afin de caractériser les stratégies de contournement des règles de l'institution et ainsi « exploiter le système »[1] — et de résistance, à savoir « une réaction d'opposition au personnel de l'institution » et plus largement « une manière d'établir sa propre autonomie, de retrouver sa dignité ou même d'exprimer les qualités qui font de soi un être humain »[2].

1.1 Entrer en grève de la faim

La grève de la faim constitue une « privation de nourriture à caractère public, associée à une revendication, face à un adversaire ou une autorité susceptible de satisfaire la revendication proclamée, et impliquant le plus souvent la mise en danger du gréviste, sous des formes ou des modes d'action très différents »[3]. Il s'agit d'une mobilisation du corps pour protester contre une situation jugée inacceptable et injuste, pour revendiquer un droit ôté. Bien qu'il y ait une proximité entre ces deux pratiques, la grève de la faim est à distinguer du jeûne, ce dernier étant « souvent d'une durée limitée, n'impliquant pas de pression sur un adversaire, ni même d'adversaire autre que soi-même, le jeûne est souvent associé à l'idée de non-violence et aux valeurs d'ascèse et de maîtrise de soi, prônées par la plupart des religions »[4].

---

[1] Erving Goffman, *op.cit.*, pp. 227 et suiv.

[2] Salvador Jimenez Murguía, *op.cit.*, pp. 12-13.

[3] Johanna Siméant, *La grève de la faim*, Paris : Presse de Sciences Po, 2009, p. 8.

[4] Johanna Siméant, *op.cit.*, p. 11.

En détention, la grève de la faim est comptabilisée à partir du septième jour, et à partir de quarante-huit heures quand elle est accompagnée d'une grève de la soif[1]. Les médecins s'accordent à dire que, chez une personne en bonne santé, elle ne devient risquée qu'à partir de trois semaines, avec la menace de séquelles neurologiques irréversibles[2].

L'administration pénitentiaire se doit d'enregistrer les cas d'auto-agressions, dont les grèves de la faim font partie. Ces dernières doivent faire l'objet d'un compte rendu d'incident[3], auquel est jointe la fiche pénale[4]. Quand l'état de faiblesse est tel que la vie est menacée, sans attendre la perte de connaissance, les personnes détenues doivent être nourries de « façon forcée » sous surveillance médicale et, au besoin, transférées dans un hôpital civil[5].

« Dès que l'administration pénitentiaire déclare quelqu'un ou que quelqu'un se déclare en grève de la faim, on entre dans le cadre d'une prise en charge particulière. L'unité sanitaire est mobilisée pour vérifier que la personne ne perd pas trop de poids. » Une membre du CGLPL

---

[1] François Arnault, Stéphane Oustric, *Grève de la faim des personnes placées en lieu de privation de liberté : préconisations déontologiques*, Paris : Conseil national de l'Ordre des médecins, 2021, Rapport.
[2] Johanna Siméant, *op.cit.*, p. 106.
[3] Décret n° 74-29 du 14 janvier 1974, relatif aux règles de fonctionnement des centres hospitaliers et des hôpitaux locaux, *Journal officiel*, 15 janvier 1974.
[4] Nicolas Bourgoin, « Les automutilations et les grèves de la faim en prison », *Déviance et Société*, vol. 25, n° 2, 2001, pp. 131-145.
[5] *Ibid.*

« Quand on voit que les personnes n'ont pas touché à leur repas ou le refusent, on leur demande si elles sont en grève de la faim. Si oui, tout le monde est informé — les médecins, infirmières et la direction. Si la grève perdure plusieurs jours, elles sont envoyées à l'hôpital, mais en général, cela n'arrive pas. » Une CPIP

Il est compliqué de comptabiliser la fréquence des grèves de la faim en détention, tout comme il est difficile d'en préciser exactement les contours. Une personne détenue peut par exemple refuser les repas servis par l'administration pénitentiaire tout en continuant à s'alimenter dans sa cellule, grâce à ce qu'elle aura cantiné, on parle alors de grève des plateaux. Il existe cependant quelques statistiques : sur la période du 1er janvier 1992 au 31 décembre 1998, 6 495 grèves de la faim ont été recensées dans les prisons françaises [1]. À titre de comparaison, pour la même période, la politologue Johanna Siméant relève 2 092 grèves de la faim en dehors du monde carcéral [2]. Dans le rapport du Conseil Consultatif National d'Éthique sur la santé en prison de 2006, étaient dénombrées 1 500 grèves de la faim en prison par an, dont moins de dix ayant engendré un problème de santé[3].

---

[1] Caroline Girard, « Approche socio-démographique des automutilations et grèves de la faim en milieu carcéral 1989-1998 », *Ban Public*, mis en ligne le 29 juillet 2004.

[2] Nicolas Bourgoin, *op.cit.*, pp. 131-145.

[3] Chantal Deschamps, Jean-Claude Ameisen, *La santé et la médecine en prison*, Paris : Comité consultatif national d'éthique pour les sciences de la vie et de la santé, 2006, Avis n° 94.

« Des grèves de la faim, on en a de temps en temps. Mais souvent, la personne se dit gréviste et le lendemain ou le surlendemain, elle se remet à manger. » Une CPIP

« Ça arrive souvent, mais je ne saurais pas donner de chiffres. » Une médecin en détention

Les motivations pour entrer en grève de la faim et les situations qu'elles ont pour objet de dénoncer ne sont pas les mêmes, selon qu'elles ont lieu à l'extérieur de la détention ou en son sein. Dans le premier cas, il est principalement question de faire pression sur l'autorité judiciaire ou administrative, d'obtenir une hospitalisation et/ou un régime pénal particulier[1]. Dans le second cas, l'objectif n'est pas tant de susciter l'apitoiement ou de toucher un public que de dénoncer une situation perçue comme injuste. Refuser de se nourrir « paraît souvent être la dernière option envisageable pour tenter de faire plier l'administration »[2], c'est en quelque sorte incarner sa souffrance et se l'approprier. Il s'agit d'une « arme du dernier recours, de l'urgence, de l'indignation, du refus de coopérer »[3].

« La plupart du temps, ce sont des personnes [les grévistes de la faim] placées à l'isolement, au quartier disciplinaire, parce qu'elles ont fait une bêtise. Elles protestent pour montrer qu'elles ne sont pas d'accord. » Une CPIP

---

[1] Nicolas Bourgoin, *op.cit.*, pp. 131-145.
[2] Collectif La Brêche, *op.cit.*, p. 71.
[3] Johanna Siméant, *op.cit.*, p. 131.

« Je me souviens d'un détenu, entré en grève de la faim parce qu'il voulait qu'on allonge sa peine et qu'on lui enlève son titre de séjour français. Un autre, diabétique, parce que l'administration pénitentiaire avait sucré son repas. La grève de la faim, c'est souvent le seul mode de revendication qu'il reste aux détenus. » Une médecin en détention

1.2 D'autres modes d'action pour protester et revendiquer

La dégradation du matériel constitue une autre forme de protestation. Le fait de jeter son repas par la fenêtre semble être un mode d'action fréquemment utilisé, une façon pour les personnes détenues de dire qu'elles ne sont pas d'accord avec ce qu'elles sont en train de vivre, de protester contre leurs conditions de détention, dans des établissements souvent vétustes.

« Il y en a beaucoup qui balancent leurs repas par les fenêtres, parce que ce n'est pas bon. On est envahis de rats : les projections de nourriture arrivent dans les cours, ce n'est pas forcément nettoyé et ça pourrit… » Une CPIP

« C'est une problématique rencontrée très régulièrement. Les personnes détenues ont tendance à jeter leurs déchets, d'autant plus lorsque l'établissement pénitentiaire est dégradé. On remarque qu'à certains endroits aménagés (bancs, espaces pour jouer aux boules, coin potager), il y a moins de déchets. » Une membre du CGLPL

Si les modes d'action analysés jusqu'à présent se produisent à l'intérieur de la prison, résister peut se faire en établissant un lien avec l'extérieur. Notamment à travers des stratagèmes de contournement des règles, en faisant entrer illégalement de la nourriture.

« On ne peut pas acheter de viande en détention. Pour s'en procurer, les détenus se font projeter des colis (qu'on appelle des missiles) contenant de la viande au-dessus des murs de la prison. Ils les récupèrent pendant leur promenade et, en général, il n'y a pas que de la viande dans les colis... C'est illégal mais on est en manque d'effectif de surveillance : quand il n'y a qu'un seul surveillant pour cinquante détenus, ça va vite. » Une CPIP

« La seule façon que j'avais trouvée pour faire rentrer des épices, c'était dans le courrier que mon fils m'écrivait. Il avait pris l'habitude de scotcher, en haut de la lettre, un brin de persil ou de marjolaine ou une herbe quelconque. » Un ancien détenu

2. CUISINER POUR SURMONTER SA PEINE

Lorsqu'on parle de cuisine, on pense instinctivement au collectif et au partage. En détention, cuisiner comme manger sont, de prime abord, des actes individuels, mais permettent de se faire plaisir et de s'échapper de l'espace-temps de la détention, ne serait-ce qu'un instant.

2.1 Créer et s'évader

En détention, la cuisine peut être qualifiée de « cuisine de la débrouille » car il s'agit souvent de transformer et d'améliorer les repas servis plus que d'élaborer un plat de A à Z. L'inspiration peut provenir de recettes que les personnes détenues réalisaient à l'extérieur, d'un livre qu'elles ont emporté ou que leurs proches leur a apporté au parloir, de leurs codétenus, de ce qu'elles ont vu à la télévision ou encore de leur imagination.

« Les plus aventureux (comme moi) arrivaient à faire de la pâtisserie, mais c'est compliqué : on n'avait pas le droit aux œufs frais alors je me débrouillais avec des œufs durs. On n'avait pas de four, donc il fallait en fabriquer un ou faire des cuissons à la poêle avec des couvercles. J'avais une spécialité : je récupérais des trucs dans les plats en les isolant. Je prenais les olives de la ratatouille qui n'était pas très bonne, et je m'en servais pour autre chose, pareil avec les feuilles de laurier. Mais mon plat favori, ça restait les pâtes ! » Un ancien détenu

« J'ai mangé des plats incroyables en prison. Je me souviens d'une brioche faite par un détenu brésilien — qui était boulanger au Brésil. Je lui ai dit : "C'est pas possible, la brioche est meilleure que celle du centre de Marseille !" Tout ça avec une boîte de conserve et deux plaques électriques. » Un chef cuisinier en détention

Des contraintes d'ordre sécuritaire s'imposent en matière d'alimentation en détention. Certains ingrédients sont interdits, de peur qu'ils ne puissent être utilisés comme des armes ou un moyen de contourner les règles.

« Ils avaient interdit les caramels mous, certainement parce qu'un jour un mec avait réussi à prendre une empreinte de clefs. Le poivre était aussi interdit, sans doute parce qu'un type avait réussi à en balancer dans les yeux d'un gardien. » Un ancien détenu

« Certains aliments sont interdits pour raisons de sécurité : la levure parce qu'on peut la transformer en alcool, le poivre parce qu'il peut être jeté dans les yeux… c'est considéré comme une arme. » Une médecin en détention

Des stratagèmes sont trouvés afin de contourner les contraintes financières induites par le fait de cuisiner. L'un d'entre eux se prénomme la chauffe : un réchaud artisanal réalisé avec les moyens du bord, qui permet de cuire ses ingrédients[1]. Cependant, il s'agit d'une technique peu recommandée, en raison des risques pour la santé. La fumée dégagée peut s'avérer toxique, en témoignent les murs noircis des cellules où sont utilisés ces réchauds.

« Je ne pouvais pas cantiner de réchaud à alcool parce que ça coûtait une fortune. J'avais élaboré une chauffe à huile à trois feux, avec une presse. Ça ne rigolait pas ! L'inconvénient, c'est que ça noircit le fond des casseroles, et éventuellement le plafond de la cellule. » Un ancien détenu

---

[1] Louie Chin, *Cantine général*, Pantin : Magasins généraux, 2019.

2.2 Un temps à soi, un moment pour soi

Le temps du repas et de sa préparation est un moment particulièrement important, car il apparaît comme un « quantifieur » de la peine[1], scandant le passage des heures et des jours. Cuisiner renvoie par ailleurs à une pratique extérieure à la prison et permet, le temps d'un instant, de penser et vivre le temps autrement, en devenant maître. Selon C. Fischler, « La charge imaginaire des aliments fait voyager dans l'espace et le temps, propulse au moins fantastiquement les individus à travers l'espace social »[2].

« L'alimentation a un impact sur les conditions générales de détention. Elle permet, trois fois par jour, de se réjouir ne serait-ce qu'un tout petit peu, parce qu'on a le petit plaisir de manger quelque chose de bon ou, à l'inverse, de se lamenter parce que c'est mauvais et/ou que les quantités ne sont pas suffisantes. » Une membre du CGLPL

« Cuisiner en cellule, ça permet de réaliser quelque chose qui n'est pas de la prison, de s'évader. » Un ancien détenu

« La nourriture, le repas, c'est le point d'orgue de leur vie. Ça occupe une place immense dans leurs journées. » Un chef cuisinier en détention

---

[1] Claude Fischler, *Les alimentations particulières. Mangerons-nous encore ensemble demain ?*, *op.cit.*, pp. 9-30.
[2] Salvador Jimenez Murguía, *op.cit.*, p. 48.

2.3 Se (re)construire

Comme le rappelle la formule du magistrat Jean Anthelme Brillat-Savarin « Dis-moi ce que tu manges, je te dirai qui tu es »[1], l'alimentation est porteuse « des connaissances, des croyances, des opinions, des images et des attitudes partagées par un groupe à l'égard d'un objet social donné »[2]. Cuisiner peut ainsi devenir un refuge et permettre de se rattacher à ce qui fait son identité, mise à rude épreuve en détention, où elle « devient une préoccupation » car « elle ne va plus de soi »[3].

Dans le sens où « L'identité marque la différence autant que la ressemblance »[4] et où « L'Autre, c'est d'abord celui qui ne mange pas comme soi »[5], l'alimentation est également un moyen de se différencier et d'affirmer, de façon immatérielle, imagée et symbolique, une partie de soi.

Il est reproché aux prisons françaises de servir des plats franco-français. Refuser de manger ces repas ou du moins les transformer, avec des ingrédients représentatifs de sa culture, est une façon d'affirmer ses origines. Mais,

---

[1] Jean-Anthelme Brillat-Savarin, *Dis-moi ce que tu manges, je te dirai ce que tu es*, Paris : Gallimard, 2019.

[2] Christian Guimelli, *La pensée sociale*, Paris : Presses Universitaires de France, 1999, p. 63.

[3] Corinne Rostaing, *op.cit.*, p. 55.

[4] Anne-Marie Drouin-Hans, « Identité », *Le Télémaque*, vol. 29, n° 1, 2006, pp. 17-26.

[5] Françoise Héritier-Augé, « La Cuisse de Jupiter », *L'Homme*, tome 25, n° 94, 1985, p. 61.

comme me l'expliquait une CPIP, certaines personnes changent de régime alimentaire pour se conformer à celui de leur(s) codétenu(s), afin de ne pas générer de tensions, d'être l'objet de moqueries ou de pressions.

2.4 Se (dé)construire

Certaines représentations sociales et pratiques alimentaires, comme le fait que les femmes, plus que les hommes, soient derrière les fourneaux, évoluent en détention. Les hommes se mettent à investir le champ de la cuisine, qu'ils délaissaient jusqu'alors.

« Quand les hommes se retrouvent incarcérés entre hommes, la cuisine peut devenir un espace de création, d'acculturation… alors que souvent, en dehors, c'est celui des femmes. Le fait que les hommes s'emparent de sujets comme l'alimentation, ça signifie que les choses bougent dans les mœurs et les cultures. » Une médecin en détention

Aux Baumettes, je demandais aux gars : « Qui est-ce qui fait à manger chez vous, dehors ? » et ils répondaient : « C'est les femmes. ». Je leur demandais alors : « Comment vous faites là ? » et ils disaient : « Chef, vous savez qu'on les a vu faire », « on se souvient de la façon dont elles assaisonnaient, elles mélangeaient, elles cuisaient. On essaie de reproduire ce qu'on mangeait chez nous », ou encore « Je demande à ma femme : “Mais ça, comment tu faisais ?” » Un chef cuisinier en détention

« Dans les maisons d'arrêt, il y a un côté petite ménagère qu'on ne soupçonne pas. Parce qu'on se refile des combines pour faire la lessive, la cuisine, des recettes. Ça crée des échanges. » Un ancien détenu

3. CUISINER POUR FÉDÉRER

L'enfermement « désocialise, déresponsabilise, crée de multiples ruptures ou exacerbe celles qui existent déjà » selon l'avis rendu par le CESE[1]. Il existe cependant une cohésion entre les personnes détenues qui vivent les mêmes souffrances et frustrations, créant ainsi une sous-culture carcérale, selon le sociologue Gresham M. Sykes[2]. En reproduisant des dynamiques du dehors et en s'y projetant, elles s'ancrent ainsi dans une perspective qui n'est plus celle de la peine mais de l'insertion dans la microsociété[3] qu'est la prison.

3.1 Créer une solidarité entre détenus

L'univers carcéral n'est pas totalement hermétique au monde extérieur et « concentre, dans un espace circonscrit et de façon amplifiée, bien des phénomènes observés dans

---

[1] Antoine Dulin, *La réinsertion des personnes détenues : l'affaire de tous et* toutes, Paris : Conseil économique social et environnemental, 26 novembre 2019, Rapport.

[2] Gresham M. Sykes, *The Society of Captives: A Study of Maximum Security Prisons*, Princeton: Princeton University Press, 1958, pp. 87-99.

[3] Manuela Ivone Cunha, « Sociabilité, "société", "culture" carcérales : La prison féminine de Tires (Portugal) », *Terrain*, n° 24, 1995, pp. 32-119.

d'autres champs de la société. Elle permet de lire les principes de structuration des rapports sociaux »[1]. Des relations sociales en tant que réponse collective face aux souffrances endurées s'y tissent, par l'adhésion à un code de valeurs et à des normes hiérarchisées, propres à la détention.

Comme le rappelle l'anthropologue Claude Lévi-Strauss, « La cuisine d'une société est un langage dans lequel elle traduit inconsciemment sa structure »[2] : dans des situations de migration ou de minorités culturelles, certains traits culinaires persistent alors que la langue d'origine a été oubliée[3]. L'alimentation permet de tisser des liens sociaux, en abordant le quotidien carcéral à travers un angle universel. Il s'agit d'un moyen de « cultiver le plaisir du goût mais également tout ce qui est associé socialement au fait de manger, comme la convivialité »[4].

« L'émission "La cuisine des mousquetaires", présentée par Maïté, était très suivie en prison… à tel point qu'on en parlait dans la cour de promenade ! » Un ancien détenu

---

[1] Claude Faugeron, Jean-Michel Le Boulaire, « Prisons, peines de prison et ordre public », *Revue Française de Sociologie*, vol. 33, n° 1, janvier 1992.
[2] Claude Lévi-Strauss, *Mythologiques 1. Le Cru et le Cuit*, Paris : Plon, 1964.
[3] Emmanuel Calvo, « Migration et alimentation », *Cahiers de sociologie économique et culturelle*, n° 4, 1985.
[4] Collectif La Brêche, *op.cit.*, p. 66.

« Quand on faisait un plat, on en donnait un peu à tout le monde, y compris à ceux qui n'avaient pas les moyens de rendre la pareille. Sinon, y'a plus de vie possible. » Un ancien détenu

« En détention, il y a une espèce de règle qui incite au partage quand on cuisine. » Un chef cuisinier en détention

Cependant, selon le sociologue Ben Crewe, il ne faut pas idéaliser la construction de liens en prison[1], qui atomise avant tout les relations sociales[2] et crée des hiérarchies. Les relations interpersonnelles s'y développent sans implication émotionnelle, avec méfiance, et par souci de répondre au besoin primaire de contacts humains.

3.2 Créer une solidarité entre détenus et surveillants

En détention, surveillants et personnes détenues peuvent être dans un rapport d'opposition, les premiers incarnant un rapport d'autorité sur les seconds. Mais leurs interactions sont loin d'être universellement conflictuelles

---

[1] Ben Crewe, Corentin Durand, Manon Veaudor, Valérie Icard, « "Le pouvoir carcéral exerce une emprise d'autant plus considérable et exigeante qu'il a pris des formes plus discrètes" : entretien avec Ben Crewe : Entretien réalisé par Corentin Durand, Manon Veaudor et Valérie Icard », *Champ pénal*, n° 25, février 2022.
[2] Marion Vachette, « Relations sociales en milieu carcéral. Une étude des pénitenciers canadiens », *Déviance et Société*, vol. 26, n° 1, 2002, pp. 83-104.

et antagonistes [1] : ils échangent de façon récurrente, notamment autour de l'alimentation. Les surveillants doivent par exemple récupérer, chaque semaine, les formulaires de cantine des personnes détenues et sont chargés, au moment de servir les repas, d'ouvrir et de fermer les portes de chaque cellule. Autour de ces courts moments d'échanges, se crée une interdépendance mutuelle, une forme de coopération et de confiance[2].

« Au moment de la distribution du repas, l'auxiliaire et le maton étaient présents. Si le maton était sympa, pour faire passer quelque chose, il suffisait de demander : “Chef, j'ai du pâté pour la 12 !”. On posait le pâté sur le chariot de l'auxiliaire, qui l'apportait à la 12. Un jour, il m'est même arrivé de demander au maton “Je peux aller porter ça à la 32 ?”, il a jeté un coup d'œil dans le couloir et m'a laissé y aller. » Un ancien détenu

À travers la nourriture peuvent se créer des interactions qui prennent la forme de négociations, d'échanges, de rapports de dons-contre-dons [3], en cellule comme en dehors. C'est ce que m'expliquait un surveillant, pour qui il était plus facile d'avoir une discussion avec les personnes détenues en cuisine, hors de l'espace associé à leur enfermement, « surtout le week-end, quand elles sont plus détendues ».

---

[1] Olivier Milhaud, *Séparer et punir : une géographie des prisons françaises*, Paris : CNRS éditions, 2017.
[2] Marion Vacheret, *op.cit.*, pp. 83-104.
[3] Gresham M. Sykes, *op.cit.*, pp. 87-99.

La solidarité peut également se créer autour d'un projet commun, comme celui mené par une ONG médicale, qui a initié que des personnes détenues s'entretiennent avec l'administration pénitentiaire afin de trouver des solutions pour améliorer la qualité de leur alimentation. L'une d'elles a été retenue. Il s'agit de créer un livre de recettes anti-gaspi dont l'objectif est d'apprendre à utiliser les restes des repas servis en détention, afin de lutter contre le gaspillage alimentaire. Ce projet est à la fois solidaire et inclusif : le livre est illustré (chose importante car 9 % des personnes détenues sont en situation d'illettrisme et 20,2 % de celles et ceux qui ont passé le test de lecture ont échoué[1]) et met en avant l'interculturalité en proposant à chaque personne détenue d'y inclure sa recette. Le constat est positif : toutes les personnes détenues ayant travaillé sur ce livre se sont mises à cuisiner, ce qu'elles ne faisaient pas forcément avant.

4. CUISINER POUR MIEUX (RÉ)INSÉRER ?

En étant vectrice de liens sociaux, l'alimentation peut être perçue comme une forme de résistance ou du moins de contournement des logiques de rapports de force qui traversent la prison. C'est également le cas du travail et des formations professionnelles en cuisine, qui permettent de se définir autrement, de se défaire de la routinisation du quotidien et de la perte d'autonomie, d'envisager l'après.

---

[1] Selon le bilan annuel 2019-2020 de l'enseignement en milieu pénitentiaire.

4.1 Définir la réinsertion

Comme le souligne le Rapport Ouimet de 1969, bien que la protection de la société soit l'un des objectifs principaux de la prison, la façon la plus sûre d'y arriver est de permettre aux personnes détenues de se réadapter à la vie en société.

La réinsertion, c'est « l'ensemble des actions, des dispositifs et processus visant le développement professionnel et personnel d'individus socialement, professionnellement et économiquement précaires. Elle est considérée comme accomplie lorsque l'individu peut subvenir à ses besoins, dans une autonomie matérielle et morale, avec probabilité de la maintenir et de former des projets de vie réalisables à plus ou moins long terme ».

Se réinsérer signifie également se reconstruire, et nécessite « l'accompagnement moral, professionnel et éducatif de la personne incarcérée par le recours au travail, aux moyens éducatifs et culturels et aux loisirs qui existent en prison. » [1] . Cette mission, dont l'administration pénitentiaire est garante [2], est d'abord orientée vers le « dedans » et vise à organiser la vie en prison afin que les personnes détenues « se dégradent le moins possible pendant ce temps d'incarcération »[3].

---

[1] Nations Unies, Office contre la drogue et le crime, *Mesures carcérales et mesures non privatives de liberté. Réinsertion sociale. Compilation d'outils d'évaluation de la justice pénale*, Vienne : Nations Unies, 2008.

[2] Alain Cugno, « Prison : ce n'est pas la peine d'en rajouter », *Revue du MAUSS*, vol. 40, n° 2, 2012, p. 32.

[3] Corinne Rostaing, *op.cit.*, p. 213.

4.2 Travailler en cuisine pour acquérir des compétences

En détention, le travail est l'un des seuls moyens d'obtenir des ressources financières — sachant qu'au 1er janvier 2021, environ 13 500 personnes détenues, soit 21,5 % de la population carcérale, disposaient de moins de 50 euros par mois[1]. Il permet de sortir de sa cellule, souvent oppressante, d'être actif et acteur, de sociabiliser et de se projeter vers l'après. En somme, « d'élargir le temps et l'espace par le mouvement, la mise en place d'activité »[2].

Bien que le travail soit très demandé, certaines personnes détenues refusent d'y prendre part, considérant que les dispositions sont mauvaises et qu'il s'agit d'une mainmise de l'administration pénitentiaire sur leur condition. Par ailleurs, le travail effectué ne correspond pas forcément au métier souhaité ni aux emplois disponibles sur le marché. Il s'agit avant tout d'un instrument de gestion de la détention[3], qui permet aux personnes détenues d'occuper le temps de leur peine, plus que de se (ré)insérer.

---

[1] Observatoire international des prisons (OIP), « Le travail en prison, en France, en 2020 », *site de l'OIP*, 2 mars 2020.

[2] Jeanine Chamond et al., *op.cit.*, pp. 673-682.

[3] Guy-Pierre Cabanel, « Entre exclusion et réinsertion », *Revue Projet*, vol. 269, n° 1, 2002, pp. 45-53.

4.3 Suivre une formation professionnelle en cuisine pour donner du sens à sa peine

Suivre une formation professionnelle en détention est un droit, même s'il n'est pas toujours respecté : en 2018, plus de 15 % des personnes détenues en bénéficiaient[1]. Elle peut être perçue comme un moyen de surmonter l'enfermement carcéral, en se projetant vers la sortie.

« Même s'ils abandonnent ce métier, ils [les détenus] me disent : “vous nous avez inculqué des valeurs”, “merci pour ce que vous avez fait, merci d'être venu nous voir, merci de vous être intéressé à nous”. Le fil conducteur c'est la cuisine, mais c'est la relation humaine qui compte. » Un chef cuisinier en détention

« Quand je leur dis : “vous sortez avec un CAP de cuisinier, vous vous mettez à travailler dans de bonnes maisons, vous pouvez gagner 4000-5000 euros par mois”, c'est concret, ça a du sens. Je ne parle pas de passion. Commencez à cuisiner et si vous êtes passionné, tant mieux, ça vous fera avancer plus vite et aller plus haut. Mais avant d'être une passion, il faut que ce soit un travail. » Un chef cuisinier en détention

Si la peine a pour objectif premier de protéger la société, elle doit également servir de réparation pour les victimes et permettre aux personnes détenues de prendre conscience de leurs actes, afin de ne pas réitérer ou récidiver. Travailler ou suivre une formation peut être une

[1] D'après le ministère de la Justice.

solution à cette coupure radicale. Elle permet de se responsabiliser, de reprendre possession de son emploi du temps, de rompre la désocialisation, de retrouver une routine similaire à celle du monde du travail, avec des impératifs d'horaires et de conduite, tout en acquérant un savoir-faire valorisable sur le marché du travail.

« Un jour, un directeur régional m'a contacté et m'a dit : "J'aimerais organiser un concours de cuisine en détention". Le but était de former les détenus pour qu'ils passent leur CAP, avec l'exigence des gens de l'extérieur, pour qu'ils puissent se dire : "je ressortirai plus fort". Qu'ils apprennent à faire des pizzas ou des biscuits, peu importe. Le but c'est de donner un sens au travail, un sens du travail. » Un chef cuisinier en détention

Pour faire changer le regard de la société sur les prisons, l'association Festin, en partenariat avec l'administration pénitentiaire et le chef Michel Portos (qui a élaboré la première carte), ont créé les Beaux Mets, un restaurant semi-gastronomique implanté au cœur de la prison des Baumettes à Marseille. Des plats, élaborés par des personnes détenues en fin de peine, peuvent y être dégustés par tout un chacun. En confrontant deux mondes qui ne se côtoient habituellement pas, l'objectif est de déconstruire les idées reçues. Cette initiative semble, pour le moment, porter ses fruits[1].

---

[1] Carole Guillerm, dans « Bouffons #154 - Les Beaux Mets, le futur resto de la prison des Baumettes », *Nouvelles Ecoutes*, novembre 2021.

« L'objectif de réinsertion, ça fonctionne quand on tend notre main et que les personnes détenues la prennent. Nous on est l'étincelle, à elles de mettre le feu. On n'est pas leur maman, on n'est pas dans l'assistanat, mais dans l'accompagnement. On sait que c'est fragile et qu'on peut les voir revenir… mais que plutôt que dans deux mois, ce sera dans huit. On ne fait pas de miracles. » Une CPIP

« Que ce soit un cours de cuisine, de boulangerie ou de menuiserie, peu importe. L'objectif c'est de développer la curiosité d'un individu pour lui permettre de trouver sa place dans la société, la place qu'il n'avait pas trouvée. » Un chef cuisinier en détention

CONCLUSION

L'alimentation est un sujet multiforme, qui recouvre un grand nombre de réalités, qui plus est en détention. Le fait d'apprécier ou non ce que l'on y mange est subjectif et renvoie tant à la qualité des repas servis qu'au contexte dans lequel ils le sont. Elle peut difficilement être perçue de façon positive lorsqu'elle est imposée par l'institution enfermante, qui prive de liberté et en laquelle il est compliqué d'avoir confiance.

Par ailleurs, les prisons sont des espaces invisibilisés, dont on connaît peu le fonctionnement et difficiles d'accès tant parce qu'ils se situent loin des lieux de vie que parce qu'il est compliqué d'y entrer. Il est ainsi délicat d'y échanger avec des personnes incarcérées, sans regard extérieur, et de rendre compte de leurs ressentis.

Enfin, beaucoup de chercheuses et de chercheurs ont écrit au sujet de l'alimentation d'une part, à celui de la prison d'autre part, mais peu en liant les deux. Ce livre s'appuie ainsi en grande partie sur mon expérience de terrain et les discussions que j'ai pu avoir avec différents interlocuteurs et n'entend pas dresser un panorama complet de la gestion de l'alimentation dans les prisons françaises, mais en donner un aperçu.

Pour conclure, l'alimentation peut apparaître comme le reflet de l'enfermement, épreuve tant physique que psychique. Elle traduit autant l'isolement, l'ennui, la contrainte, l'uniformisation et les logiques de domination que la possibilité de s'évader — en créant ou en se rappelant des souvenirs du dehors —, de tisser des liens, de se réapproprier un quotidien imposé, d'acquérir des compétences ou encore de se projeter vers le dehors. En cela, elle peut être une matière à investir afin de (re)donner du sens au temps carcéral.

REMERCIEMENTS

À mon directeur de mémoire, Monsieur Lengaigne. Merci pour votre encadrement, votre soutien et vos encouragements.

À toutes celles et tous ceux qui m'ont permis de me rendre en prison et ont pris le temps d'échanger, aux personnes détenues et anciennement détenues. Merci pour votre temps et votre confiance.

À toutes celles et ceux qui ont relu ce mémoire, et m'ont soutenue pendant son écriture : mes parents, grands-parents, sœurs, oncles, tantes et amis.

TABLE DES MATIÈRES

Structures éditoriales du groupe L'Harmattan

L'Harmattan Italie
Via degli Artisti, 15
10124 Torino
harmattan.italia@gmail.com

L'Harmattan Hongrie
Kossuth l. u. 14-16.
1053 Budapest
harmattan@harmattan.hu

L'Harmattan Sénégal
10 VDN SICAP AMITIE 3
BP 45034 Dakar-Fann
direction@senharmattan.com

L'Harmattan Cameroun
Tsinga/Derrière polyclinique FECAFOOT
BP 11486 Yaoundé
Jacques.koukam@harmattan.fr

L'Harmattan Burkina Faso
Villa 281, secteur 23 623, rue 14.32
Ouagadougou
zagbie@outlook.fr

L'Harmattan Guinée
Almamya, rue KA 028 OKB Agency
BP 3470 Conakry
harmattanguinee@yahoo.fr

L'Harmattan RDC
185, avenue Nyangwe
Commune de Lingwala – Kinshasa
matangilamusadila@yahoo.fr

L'Harmattan Congo
219, avenue Nelson Mandela
BP 2874 Brazzaville
deunovmikhael@gmail.com

L'Harmattan Mali
Immeuble Mgr Jean Marie Cissé
Aci Hamadallaye
BP 145 Bamako
syllaka@yahoo.fr

L'Harmattan Togo
Djidjole – Maison Amela
face EPP BATOME
02 BP 20680 Lomé
didieramela11@gmail.com

L'Harmattan Côte d'Ivoire
Résidence Karl – Cité des Arts
Abidjan-Cocody
03 BP 1588 Abidjan
harmattan.ivoire@gmail.com

L'Harmattan Bénin
Rue 604, (Immeuble à l'entrée
de la rue UCAO- Cite de Saint-Jean)
Cotonou
stepcorpus@gmail.com

Nos librairies en France

Librairie internationale
16, rue des Écoles
75005 Paris
librairie.internationale@harmattan.fr
01 40 46 79 11
www.librairieharmattan.com

Librairie des savoirs
21, rue des Écoles
75005 Paris
librairie.sh@harmattan.fr
01 46 34 13 71
www.librairieharmattansh.com

www.ingramcontent.com/pod-product-compliance
Lightning Source LLC
LaVergne TN
LVHW051630071026
849535LV00009BA/3523
* 9 7 8 2 3 3 6 5 4 1 2 3 5 *